AF310448

PUBLICATIONS DU *PROGRÈS MÉDICAL*

DES ANOMALIES, DES ABERRATIONS

ET DES

PERVERSIONS SEXUELLES

PAR

MAGNAN

MÉDECIN DE L'ASILE SAINTE-ANNE

(Communication faite à l'Académie de médecine dans la séance du
13 janvier 1885).

PARIS

AUX BUREAUX DU
PROGRÈS MÉDICAL
14, rue des Carmes, 14.

A. DELAHAYE & E. LECROSNIER
ÉDITEURS
Place de l'École de Médecine

1885

DES ANOMALIES, DES ABERRATIONS

ET DES

PERVERSIONS SEXUELLES

Dans l'histoire de la folie, les fonctions sexuelles entrent fréquemment en jeu, les organes de la génération deviennent le point de départ d'illusions, d'hallucinations, de troubles de la sensibilité générale qui font naître des préoccupations singulières et qui créent les délires parfois les plus étranges. Les ouvrages anciens sont remplis, en effet, des prouesses des succubes et des incubes, des vilainies des diables et des sorciers, des obscénités du sabbat ; mais peu à peu le Démonopathe se transforme en Persécuté ; à tout l'attirail de la sorcellerie se substituent, avec les progrès de la science, les instruments du cabinet du physicien et les appareils, chaque jour plus nombreux, que d'ingénieuses applications introduisent même jusque dans nos demeures. Le Démonopathe et le Persécuté ne sont cliniquement qu'un seul et même malade et marquent la seconde période du délire chronique. Les troubles maladifs, en effet, sont les mêmes, l'interprétation par le seul fait des notions générales répandues dans les masses, change, et les influences diaboliques sont remplacées par les agents chimiques, les grandes forces naturelles, le magnétisme, l'électricité, le téléphone, etc., tout l'arsenal de l'industrie moderne.

Ce n'est point de ces désordres que je demande la permission d'entretenir quelques instants l'Académie, je désire m'arrêter sur les anomalies, les aberrations et les perversions sexuelles qui se montrent dans cette catégorie d'aliénés que l'on désigne sous le nom de *dégénérés*, groupe de malades chez lesquels l'hérédité exerce l'influence la plus puissante et qui, depuis l'idiotie profonde jusqu'aux individus mal équilibrés, présente tous les degrés de la débilité mentale. Ces anomalies sexuelles sont si nombreuses, si variées, qu'elles prêteraient à la confusion, si l'on ne faisait ressortir leurs liens réciproques par une classification basée sur l'anatomie et la physiologie.

Les *spinaux*, qui forment le premier groupe, sont réduits au réflexe simple, leur domaine se trouve limité à la moelle, au centre génito-spinal de Büdge. C'est l'onanisme chez l'idiot complet.

Pour les seconds, les *spinaux cérébraux postérieurs*, le réflexe part de l'écorce cérébrale postérieure et aboutit à la moelle. La vue seule, l'image d'un sujet de sexe différent, quelles que soient ses qualités, qu'il soit beau ou laid, jeune ou vieux, provoque l'orgasme vénérien. C'est l'acte instinctif purement brutal.

Un troisième groupe comprend les *spinaux cérébraux antérieurs*. Le point de départ du réflexe est dans l'écorce cérébrale antérieure ; c'est une influence psychique, comme dans l'état normal, qui agit sur le centre génito-spinal ; mais l'idée, le sentiment ou le penchant sont ici pervertis. Nous verrons, en effet, le penchant anormal d'une femme pour un garçon de deux ans. D'autre part, l'acte conjugal chez un homme, sous la dépendance exclusive du souvenir de la tête d'une vieille femme ridée, couverte d'un bonnet de nuit. Par suite, frigidité complète la première nuit des noces, l'image n'étant pas évoquée.

Enfin, les *cérébraux antérieurs* ou *psychiques*, ce sont des extatiques, des érotomanes. Un jeune élève des Beaux-Arts vit dans la chasteté absolue ; son amour, c'est Myrtho qui s'est réfugiée dans une étoile ; il contemple tous les soirs cette étoile, lui adresse des vers, brûle de l'encens.

Tel est le tableau qui paraît le mieux grouper toutes les variétés des anomalies sexuelles.

1° *Des spinaux.* — Je n'ai pas à rappeler que la moelle n'étant pas seulement un organe conducteur, renferme une série de centres échelonnés où aboutissent des impressions d'un département déterminé du corps et d'où partent des réactions (réflexes) vers les parties correspondantes. Parmi les centres localisés dans la région inférieure de la moelle, le centre génito-spinal a été nettement établi par les expériences de Büdge. Chez le lapin et le chien, il est situé, d'après Büdge et Goltz, au niveau de la quatrième vertèbre lombaire (1).

Si l'on ne peut pas sur l'homme localiser encore ce centre d'une façon précise, les faits pathologiques en démontrent l'existence. De plus, chez certains idiots complets, dénués de toute perception sensorielle, qui ne flairent pas, ne goûtent pas, qui voient sans regarder,

---

(1) Voir : Küss et Duval. *Cours de physiologie,* p. 70. Paris, 1883. — Vulpian. *Leçons sur l'appareil vaso-moteur,* t. II, p. 292. *Expériences d'Obolensky sur le nerf spermatique.* Paris, 1875. — Jaccoud. *Les paraplégies et l'ataxie du mouvement,* p. 149. Paris, 1864.

qui entendent sans écouter et dont la vie purement vé-
gétative est réduite aux simples réflexes; chez eux, on
peut voir se produire comme seule manifestation ac-
tive, des manœuvres de masturbation. Or, ces êtres
inconscients, isolés de toute relation extérieure par des
lésions cérébrales irrémédiables sont relégués dans la
moelle.

Parmi les idiots adonnés à un onanisme incessant, je citerai
le cas d'une fille de 7 ans, dont le père, ivrogne, est mort
phtisique et dont la mère, déjà névropathe, avait eu à subir,
pendant la grossesse, de violentes émotions. Cette idiote,
d'ailleurs très chétive, était née avec un pied-bot valgus du
côté droit ; à 18 mois, à la suite de convulsions, on remarqua
une déviation en dehors du pied gauche et, au bout de quelques semaines, le valgus s'était nettement dessiné. Des convulsions se reproduisirent et l'intelligence resta oblitérée.
L'enfant, gâteuse, était indifférente, ne souriait pas à sa
mère, criait par moments, déchirait ses vêtements et, dès l'âge
de 3 ans, se livrait à la masturbation.

A 6 ans, quand j'ai eu l'occasion de la voir, elle était pâle,
amaigrie, les organes génitaux externes, très développés,
étaient flasques, ridés, flétris, elle ne prononçait que quelques
mots , de temps à autre, elle faisait claquer la langue en rele-
vant la tête ; repoussait disant « caca » les aliments qui lui
étaient présentés avec la main, les acceptait quand on les lui
offrait sur une assiette, se mettait à quatre pattes pour manger le potage et s'irritait, repoussant tout et cherchant à grif-
fer, si on essayait de lui faire prendre une autre position.

Dès qu'elle était sur une chaise, sur un matelas ou sur un
lit, elle se courbait légèrement et portait la main à ses organes
génitaux qu'elle frottait incessamment. En était-elle empêchée,
elle criait, pleurait, se frappait la tête. Quand on lui tenait les
mains, elle remuait les jambes. Avec un petit maillot et des
serviettes, on parvenait à protéger la région vulvaire, elle s'irritait alors et ne pouvant toucher ses organes, elle se frottait
parfois automatiquement la partie latérale droite du cou, mais
ne tardait pas à faire de nouvelles tentatives d'onanisme. Elle
ne cessait que lorsqu'elle en était empêchée de force, elle ne
s'arrêtait devant personne, si bien qu'un jour placée sur une
table, elle a continué à se masturber pendant qu'on la photo-
graphiait.

A côté des faits d'excitation manuelle des organes, il

est bon de placer certains cas de perversions sexuelles dans lesquels l'orgasme génital se produit spontanément, sans manœuvres extérieures, sans influence morale d'aucune sorte.

Tel est le cas d'une dame âgée de 35 ans, ancienne élève du Conservatoire, névropathe, gastralgique, mal équilibrée, mais néanmoins musicienne distinguée. Depuis douze ans, elle est en proie, par périodes de durée variable, à un éréthisme génital qui se produit habituellement le matin vers six heures et se traduit par du prurit vulvaire, des démangeaisons, parfois des sensations voluptueuses ; elle se jette hors du lit, et parvient quelquefois, mais non toujours, à ramener le calme à l'aide d'injections ou d'ablutions froides. Les causes morales, les approches conjugales n'exercent aucune influence sur cet état. Par contre, l'apparition d'une diarrhée un peu forte a suspendu à plusieurs reprises ces malaises, tributaires sans doute du centre génito-spinal. Le bromure de camphre a donné aussi un peu de repos.

Tel est encore le cas d'un névropathe de 55 ans, que j'ai eu l'occasion de voir avec M. Bouchard ; ce malade, sourd et fils de sourde, a un frère et une sœur tous deux durs d'oreille et aliénés mélancoliques. Depuis plusieurs années, il est torturé par un priapisme qui le force à passer hors du lit une partie de ses nuits. Il éprouve constamment une sensation de chaleur aux lombes et à la verge. Après un sommeil très court, il est réveillé par une érection douloureuse qui l'oblige à se lever et qui, parfois, résiste aux lotions et aux lavements d'eau froide. Il reste debout, se lamentant, parcourant de long en large la chambre : puis quand l'organe est moins turgescent, il s'installe sur un fauteuil canné, les jambes élevées à l'aide de coussins, et parvient ainsi à goûter parfois quelques heures de repos.

Les approches sexuelles, rares ou fréquentes, n'ont aucune influence sur cet état, indépendant aussi de toute action morale. L'ergot de seigle, le bromure, le chloral,

les bains, les douches ascendantes froides, l'hydrothé-
rapie n'ont pas donné de résultats satisfaisants.

Si certains névropathes peuvent ainsi être sous le
coup d'un orgasme génital involontaire, il en est d'autres chez lesquels la disposition maladive se traduit par
une frigidité intempestive qui peut les jeter dans le désespoir et parfois même les pousser au suicide.

J'ai vu avec M. Charcot un jeune homme de Bilbao, appar-
tenant à une famille de névropathes, qui, à certaines périodes,
sans fatigue préalable, sans causes physiques ni morales
appréciables, se trouvait impuissant à toute approche sexuelle.
Cette situation le préoccupait tellement que, renonçant à un
mariage projeté, il s'était retiré dans une de ses terres, décidé
à en finir. On le surprit assis à son bureau, écrivant ses der-
nières volontés, un révolver chargé à côté. Un de ses frères,
marié et père de six enfants, m'a avoué que, de tout temps, il
avait été obligé de subir les caprices de ses organes. Les circonstances les plus favorables, l'attrait le plus vif, les désirs
les plus ardents restaient parfois lettre morte devant cette
impuissance que rien ne justifiait. Mais à l'inverse de son
frère, il prend, dit-il, gaiement la chose, il en rit avec sa
femme et s'entretient d'un autre sujet en attendant le bon vouloir de ses sens.

Ces deux cas, on le comprend, sont très différents de
ceux que nous verrons plus tard et dans lesquels une
influence morale arrête l'acte conjugal. Dans les faits
de ce premier groupe, tout est médullaire; c'est une perversion fonctionnelle du centre génito-spinal : ce sont
les *spinaux*. Remontons maintenant l'axe cérébro-spinal et voyons l'intervention de la couche corticale de la
région cérébrale postérieure.

2° *Des spinaux cérébraux postérieurs.* — Dans ce
second groupe, le champ d'action s'étend et la région
postérieure du cerveau intervient. Placée en arrière de
la circonvolution pariétale ascendante, cette région con-
tient les centres sensitifs ou perceptifs, ainsi que tendent
à le démontrer des recherches physiologiques récentes
et aussi quelques résultats anatomo-pathologiques, par-

ticulièrement ceux qui se rattachent à la cécité et à la surdité psychiques. Cette zone des centres corticaux n'est autre que le substratum organique des appétits et des instincts, que le siège de l'automatisme cérébral, toutes les fois que, pour des causes diverses, la région antérieure vient à perdre la haute direction fonctionnelle, comme dans le rêve ou dans certains états pathologiques, l'épilepsie par exemple (1). Chez ces malades, l'image suffit à éveiller un besoin purement physique. L'observation suivante nous en fournira un exemple :

Mlle H..., âgée de 45 ans, est entrée à Sainte-Anne, à la suite d'excitation intellectuelle, d'idées de suicide et de violences contre sa mère. Son grand oncle maternel est mort fou; son père, atteint d'alcoolisme chronique, est mort à l'asile de Ville-Evrard; sa sœur est hystérique; quant à elle, elle est venue au monde avec un énorme bec de lièvre qui, à 4 ans, a été opéré avec un demi-succès par Bérard. Elle est allée à l'école et a appris assez facilement à lire et à écrire. Réglée à 14 ans, ses époques se montrent régulièrement. Elle a toujours été irritable; à certains moments elle est triste, découragée, incapable de travailler. Dès sa puberté, elle éprouve une grande satisfaction à se trouver près d'un homme, elle a souvent pensé au mariage, mais sa famille l'en a dissuadée à cause de son infirmité. Ses désirs sexuels deviennent plus impérieux à mesure qu'elle avance en âge et, à 25 ans, elle se laisse aller de temps à autre à des pratiques solitaires. Un peu plus tard, l'excitation génésique augmente, et il lui suffit de voir un homme, jeune ou vieux, beau ou laid, élégant ou mal vêtu, peu importe, pour être prise d'un violent orgasme génital; elle court aussitôt s'enfermer dans sa chambre, tire les rideaux de la fenêtre et se tient blottie dans un coin, anxieuse, haletante, redoutant d'entendre le pas ou la voix d'un homme qui suffiraient à augmenter son malaise.

Elle ne dort pas la nuit, l'appétit est presque nul et elle devient insupportable et même dangereuse pour son entourage. Sur les conseils d'une matrone bien intentionnée, elle a essayé d'une cure *ab homine*; elle s'est livrée pendant un an

---

(1) Magnan. — *Des hallucinations bilatérales de caractère différant suivant le côté affecté. (Arch. de Neurol.*, n° 18, novembre 1883, p. 351 et suivantes). Faits cliniques établissant les localisations.

à un individu pour qui elle n'avait aucune affection, mais dont elle recherchait, dit-elle, les approches comme une médication utile. Ce mode de traitement n'a pas eu de meilleurs résultats que l'onanisme, l'appétit sexuel est resté insatiable : la vue de l'homme la mettait dans un état d'agitation extrême et, finalement, on a dû la faire entrer à Sainte-Anne. Dans l'asile, elle se sent plus forte et peut se maîtriser en présence du personnel du service ; mais, dès qu'un étranger ou qu'un ouvrier quelconque passe dans le jardin, elle détourne la tête et court se cacher pour ne pas le voir. Un séjour de plus de deux ans dans l'établissement, le bromure et les bains ont amélioré son éréthisme génital, mais l'arrivée d'un homme provoque toujours une certaine excitation.

Chez une autre malade, une dame de 33 ans, mère de cinq enfants, fille d'un père affecté de mélancolie suicide, cette disposition maladive a été presque aussi intense. Cette dame, très nerveuse dès son enfance, a essuyé trois attaques de chorée à 13, à 14 et à 20 ans, puis elle a eu des crises d'hystérie; enfin, depuis dix ans, elle éprouve des besoins sexuels tellement impérieux par moments, qu'elle cherche à les satisfaire avec le premier venu. Elle ose déclarer à sa mère et à ses frères qu'il lui faut des hommes et qu'elle voudrait s'emparer de ceux qui passent près d'elle ; ma nature de feu, dit-elle, me pousse à tout et m'a fait commettre bien des fautes. Elle éprouve de temps à autre des coliques utérines et elle est prise ensuite d'un désir violent de copulation. Très attristée de cet état maladif, elle a fait plusieurs tentatives de suicide, mais dans l'intervalle, elle n'en cherche pas moins, dès qu'elle voit un homme, la satisfaction de ses appétits. Placée dans une maison de santé, elle est devenue plus calme, mais elle redoute de sortir.

Les exemples sont nombreux d'imbéciles des deux sexes qui, sans le moindre discernement, sans la moindre lutte intérieure, se livrent à la satisfaction de leurs appétits génitaux et rentrent conséquemment dans ce groupe de dégénérés que nous appelons *spinaux cérébraux postérieurs*. Remontons encore plus haut, et, dans ces anomalies génésiques, voyons l'intervention de la région cérébrale antérieure.

3° *Des spinaux cérébraux antérieurs.* — Dans le troisième groupe, nous allons retrouver le mécanisme physiologique des fonctions sexuelles, mais avec des éléments faussés ou pervertis. A l'état normal, en effet, une idée, un sentiment, un penchant exercent, en dernière analyse, leur action sur la moelle et amènent l'acte physiologique indispensable à la conservation de l'espèce. Telle est la loi générale qui préside à la reproduction chez l'homme. Dans l'état maladif, cette influence supérieure, l'idée, le sentiment, le penchant sont pervertis, mais n'en mettent pas moins en jeu le centre génito-spinal, qui obéit ainsi aux aberrations les plus étranges.

J'ai déjà eu l'occasion, à propos des actes et des impulsions des aliénés, de citer le penchant anormal d'une fille de 29 ans pour un garçon de 2 ans. Cette malade, dont la mère est hystéro-épileptique et dont le père, mélancolique, est mort à la suite d'accidents cérébraux aigus, a présenté successivement plusieurs des syndromes psychopathiques des héréditaires : elle a eu des impulsions au vol, la crainte des épingles, le doute anxieux sur l'accomplissement de certains actes ou l'existence de certaines choses, puis enfin l'anomalie sexuelle dont je vais parler.

Depuis huit ans, elle éprouve un besoin irrésistible de cohabitation avec un de ses neveux. Elle a cinq neveux dont l'aîné est âgé de 13 ans. C'est lui qui a été l'objet de ses premiers désirs ; sa vue la mettait dans un état d'excitation extrême, elle éprouvait des sensations voluptueuses qu'elle était impuissante à réprimer, qui s'accompagnaient de soupirs, d'inclinaisons de tête, de déviation des yeux, de rougeur de la face, quelquefois de spasme et de sécrétions vaginales ; elle se sentait poussée à le saisir et à l'approcher d'elle. Plus tard, quand il a grandi et à la naissance du second frère, c'est ce dernier qui est devenu l'objet de ses convoitises maladives, puis enfin le troisième, le quatrième et actuellement, c'est le dernier venu, âgé de trois ans, dont son esprit est préoccupé. Elle se sent poussée à l'attirer près d'elle.

Cette malade est très lucide, elle est désolée et honteuse de ces singuliers désirs ; elle est tranquille, travaille et s'occupe toute la journée ; elle sort de temps à autre et va dans sa famille pour essayer en quelque sorte ses forces ; mais encore la vue de son neveu l'impressionne vivement ; à table, dans sa famille, elle se place loin de lui ; mais pendant toute la durée du repas, elle éprouve des spasmes, du malaise à l'estomac, une constriction à la gorge, et la lutte lui devient des plus

pénibles (1). Elle n'a jamais cédé à cette perversion ins-
tinctive ; ses désirs, sans qu'elle puisse se l'expliquer, n'ont
jamais eu pour objet que ses neveux, et elle peut avec indifférence, voir d'autres petits garçons ; toutefois, elle évite leur
contact.

Il y a donc là un choix de l'être aimé, un penchant
dont la vivacité ne trouve d'analogue que dans le pa-
roxysme de la passion. Mais le point de départ admis,
que l'enfant de 2 ans soit un amant de 25 ans, le phéno-
mène s'accomplit comme dans l'état normal, mettant
en jeu l'axe cérébro-spinal dans son entier. Nous som-
mes ainsi bien éloignés des deux groupes précédents,
les spinaux (réflexe simple), les spinaux cérébraux postérieurs (acte instinctif).

Une autre malade de 32 ans, mère de deux enfants, entrée
dans mon service le 10 octobre 1883, à la suite d'un rapport
motivé de M. Blanche, est éperdument amoureuse d'un jeune
écolier de 13 ans. Comme tous les dégénérés dont il est ici
question, elle puise dans l'hérédité ses tendances maladives :
le grand-père paternel, dissipateur, débauché, avait cherché à
se remarier du vivant de sa femme; le père, ivrogne, brutal et
paresseux, a fait le désespoir de son entourage ; une de ses
sœurs, fantasque, dissipée, s'est enfuie avec un amant ; un
frère mène une conduite déréglée et n'a jamais pu se livrer à
un travail suivi. Quant à elle, d'une intelligence au-dessous de
la moyenne, elle a appris difficilement à lire et à écrire. Douce,
docile, laborieuse dans sa jeunesse, elle a épousé à 20 ans un
homme âgé de 40 ans, très jaloux, et qu'elle a dû quitter avec
ses deux filles pour se mettre à l'abri de ses mauvais traite-
ments.
Elle vivait depuis quelques mois chez sa mère, lorsqu'elle
est devenue triste, rêveuse, distraite, indifférente pour ses enfants, sortant tous les jours, faisant un très long trajet pour
se rendre chez des amis de la famille aux heures où elle pouvait voir le fils de la maison revenir de l'école. Elle caressait
ce garçon, l'embrassait, jouait avec lui, et ses deux filles, dont
l'aînée n'a pas moins de onze ans, sans que, tout d'abord, elle

___

(1) Magnan. — *Etude clinique sur les impulsions et les actes
des aliénés*. Leçon faite à l'asile Sainte-Anne, le 23 janvier 1881.
(*Tribune médicale*, mars 1881.)

ait attiré l'attention des parents. Elle disait, parfois, qu'elle était amoureuse d'Ollivier, c'est le nom du garçon, qu'elle voudrait être sa femme, mais on riait de ces réflexions extravagantes. Un jour, cependant, elle prend à part la mère pour l'entretenir d'une affaire sérieuse. Elle s'aperçoit, dit-elle, qu'Ollivier pâlit, qu'il paraît malheureux et que sa santé s'altère : sur les dénégations de la mère qui trouve son fils bien portant, elle ajoute qu'elle sait ce qu'il a et demande la permission de cohabiter avec lui pour lui rendre la santé.

Éconduite après une telle proposition, elle est prévenue qu'on ne la recevra plus à la maison. De retour chez elle, elle parle de son malheur, de son amour pour Ollivier ; elle se lamente et raconte naïvement à sa mère et à sa sœur ce qui vient de se passer. Elle cesse de travailler et malgré les remontrances de ses parents, elle stationne chaque jour devant la maison du jeune écolier ; elle cherche même à y pénétrer, mais le concierge la repousse, et, un jour, voulant franchir la porte de vive force, elle est battue par celui-ci et reçoit un soufflet d'Ollivier lui-même ; elle se jette à terre, pousse des cris déchirants en proie à un violent désespoir. Ce scandale décide la famille à la placer à Sainte-Anne. Depuis son entrée, malgré sa mésaventure, les invectives de la famille et de celle d'Ollivier, les brutalités de celui-ci, elle ne peut s'empêcher, dit-elle, d'aimer ce garçon ; elle est tout heureuse et son visage s'épanouit dès qu'elle entend prononcer son nom. Elle demande constamment de ses nouvelles et elle soupire après le jour où elle pourra le retrouver.

A côté de ces amours étranges, il en est d'autres que l'on pourrait considérer tout d'abord comme le résultat du vice, mais qui ne sont en réalité que la conséquence de la maladie. Telles sont certaines amours illégitimes dans lesquelles les héros, dans la sérénité de leur inconscience, se découvrent eux-mêmes à l'époux offensé.

Une jeune dame, mère de trois enfants, intelligente, instruite, mais fille d'aliéné, après un passé de moralité et de bonne conduite, déclare un jour à son mari, sans honte pour elle, sans pitié pour lui, qu'elle éprouve un *besoin de l'âme*, qu'elle aime un jeune homme de 24 ans, et qu'elle se tuera si on met obstacle à leur intimité. Elle ne demande, dit-elle, que six mois pour donner satisfaction à son ardente passion, s'engageant à revenir ensuite au foyer conjugal. Elle raconte avec exaltation que ses trois enfants, que son mari ne sont rien à côté de son amant. Le mari bien avisé, loin de provoquer du scandale, ne formule aucun reproche, mais l'emmène loin du pays pour la faire soigner.

Une autre dame, hystérique, ovarienne gauche, mariée depuis une dizaine d'années, vivant en bonne harmonie avec son mari, s'éprend d'un violent amour que rien ne justifie pour un charretier que le commerce du mari avait attiré à la maison. Elle pense à cet homme nuit et jour ; dès qu'elle entend le bruit d'une charrette, elle s'empresse de courir à la fenêtre ; d'autres fois, elle stationne dans la rue ; elle ne craint pas d'aller chez cet individu qui, d'abord réservé, finit par céder à ses instances. Elle reconnaît que, sous tous les rapports, son mari est supérieur à son amant, mais elle ne peut s'expliquer ce qui se passe en elle, elle ne pense qu'à lui, elle pleure, se désole et fait deux tentatives de suicide que l'intervention subite du mari parvient à empêcher. Elle raconte à celui-ci tout ce qu'elle éprouve, elle lui déclare qu'il n'y a qu'un remède à son mal et le supplie d'envoyer chercher le charretier. Le mari très perplexe, un peu faible, cède à ce désir ; mais la présence de cet homme n'amenant pas le calme, on se décide à demander conseil au médecin.

Le penchant peut, dans quelques circonstances, se rattacher à une profonde anomalie et avoir pour objectif le même sexe. C'est ce que M. Westphal appelle *sens sexuel contraire* et ce qu'avec M. Charcot nous avons désigné du nom d'*inversion du sens génital* (1). L'instint sexuel, dans ces cas, est entièrement dévié de la ligne normale; la perversion est purement psychopathique, car avant même qu'une éducation vicieuse, que des habitudes dépravées aient pu pervertir ces sujets, dès la plus tendre enfance, dès l'âge de cinq ans quelquefois, ils se surprennent avoir des sentiments qu'ils

______

(1) Westphal. — *Die contrāre Sexualempfindung* (*Arch. f. Psych.* II, p. 73 à 108, 1870). — *Zur contrāre Sexualempfindung* (*Arch. f. Psych.* Bd. VI. p. 620, 1876). — Gock. *Beitrag zur Kenntniss der contrāre Sexualempfindung* (*Arch. f. Psych.* Bd. V., p. 564 à 574, 1876). — Charcot et Magnan. *Inversion du sens génital* (*Arch. de Neurol.*, n°s 7 et 12, 1882). — E. Gley. *Des aberrations de l'instinct sexuel* (*Revue philosoph.*, n° 1, p. 66, janvier 1884.)

ne comprennent pas, l'homme est porté vers l'homme, la femme vers la femme. Je rappellerai d'abord quelques passages de l'observation d'un psychopathe intelligent, instruit, érudit, d'un professeur de Faculté qui rend compte avec la plus grande sincérité, des phénomènes étranges qu'il éprouve.

Ma sensualité, dit-il, s'est manifestée depuis l'âge de six ans par un violent désir de voir des garçons de mon âge ou des hommes nus. Il raconte ensuite qu'à huit ans ayant vu un militaire se masturber, il en a contracté l'habitude... Il poursuit plus loin : « Je cessai absolument la masturbation à l'âge de vingt ans ; mais je ne suis jamais parvenu, malgré tous mes efforts, à arrêter les excitations de mon imagination ; les hommes jeunes, beaux et forts provoquent toujours chez moi une vive émotion ; une belle statue d'homme nu produit le même effet ; l'Apollon du Belvédère me fait beaucoup d'impression. Quand je rencontre un homme dont la jeunesse et la beauté provoquent ma passion, je suis tenté de lui plaire ; si je donnais libre carrière à mes sentiments, je lui ferais toutes les amabilités possibles, je l'inviterais chez moi, je lui écrirais sur du papier parfumé, je lui porterais des fleurs, je lui ferais des cadeaux, je me priverais de bien des choses pour lui être agréable. Jamais je ne me laisse aller à tout cela, mais je sens très bien que je serais capable de le faire ; je dois vaincre le désir que j'éprouve d'agir ainsi. Je sais dominer les envies dont je viens de parler, mais je ne parviens pas à dominer l'amour lui-même ; cet amour, heureusement, ne me possède pas d'une manière continue ; je travaille et mes études me sont d'un grand secours contre les pensées sensuelles, mais souvent la sensualité l'emporte sur le travail et je suis arrêté au milieu de l'examen très approfondi d'une question, par la représentation soudaine d'un homme nu dans mon imagination. La suprême satisfaction de cette sensualité n'a jamais été que la vue de l'homme nu, surtout de la verge de l'homme ; je n'ai jamais ressenti le désir de pénétrer dans l'homme ou d'être l'objet d'un homme. Regarder les parties génitales d'un homme beau et fort telle a toujours été la volupté la plus grande pour moi. Il m'est arrivé plus d'une fois d'avoir l'érection, la convulsion amoureuse et la perte de sperme à la seule vue du membre viril d'un homme. La nuit, mon imagination travaillait et amenait les mêmes résultats.

Quant aux femmes, si belles qu'elles soient, elles n'ont jamais fait naître en moi le moindre désir. J'ai essayé d'en aimer une, espérant ainsi revenir à des idées naturelles ; malgré sa beauté, ses efforts, etc., je suis resté complètement froid et l'érection, si facile chez moi à la vue de l'homme, n'a pas même commencé. Jamais une femme n'a provoqué en moi la plus petite sensualité.

J'adore la toilette féminine ; j'aime à voir une femme bien habillée, parce que je me dis que je voudrais être femme pour m'habiller ainsi. A l'âge de 17 ans, je m'habillais en femme au carnaval et j'avais un plaisir incroyable à traîner mes jupes dans les chambres, à mettre de faux cheveux et à me décolleter. Jusqu'à l'âge de 22 ans, j'ai eu le plus grand plaisir à habiller une poupée; j'y trouverais encore du plaisir aujourd'hui. Les dames s'étonnent de me voir si bien juger du plus ou moins de bon goût de leurs toilettes et de m'entendre parler de ces choses, comme si j'étais femme moi-même. »

Les antécédents et d'autres syndromes épisodiques, en dehors de l'inversion du sens génital, rangent ce malade dans la classe des héréditaires. Un second *sexuel inverti* que j'ai vu récemment offrait beaucoup d'analogie avec le précédent. C'était un ingénieur de 37 ans, assez intelligent, mais d'un esprit moins délicat et moins cultivé que le précédent. Une disproportion d'âge existait entre le père qui s'est marié à 51 ans et la mère qui n'avait que 18 ans; une tante maternelle était morte folle.

Dès l'âge de 5 ans, il avait une érection dès qu'il entendait fouetter ses camarades et l'orgasme génital augmentait s'il apercevait les fesses des enfants exposées aux sévices du maître ; c'est ainsi, à ce qu'il paraît, qu'on punissait dans son pays l'indocilité des écoliers. Deux ans après, il s'est livré à l'onanisme et le souvenir des coups de fouets appliqués sur les fesses provoquait une suprême volupté. A 16 ans, ayant l'occasion fréquente de se trouver en compagnie de jeunes filles, il restait froid et indifférent ; il était, au contraire, souvent ému et vivement excité auprès des garçons. De 17 à 26 ans, malgré les manœuvres complaisantes de quelques femmes, il a été incapable de toute cohabitation. Par contre, la vue des nudités de l'homme et particulièrement la vue de la région fessière provoquait chez lui une grande excitation. Devenu, dit-il, amoureux d'un garçon de son âge, il l'a poursuivi de ses assiduités et a fini par le posséder. Ils se livraient ensemble à des attou-

chements réciproques suivis d'introduction digitale à l'anus ou
bien de pédérastie.

A 30 ans, vivement préoccupé de son éréthisme contre nature
et de sa frigidité dans les relations normales, il s'est soumis
sur le conseil d'un médecin, à un long traitement par l'appli-
cation des courants continus à la moelle. Ce traitement local,
qui négligeait la cause première, n'a modifié en rien la perversion sexuelle. Agé actuellement de 37 ans, il vient de se ma-
rier. Il est resté impuissant à côté de sa jeune femme, et quoi-
qu'il l'ait prévenue, dit-il, avant le mariage, de l'éventualité
d'un pareil résultat, cette situation l'inquiète, le tourmente, et
le porte aux idées les plus noires.

Comme la plupart de nos malades, celui-ci, en dehors
de l'anomalie dont il est question, a présenté d'autres
troubles nerveux. Il est très impressionnable et il est
certains bruits qui l'affectent vivement : il devient, dit-il,
chair de poule et il prend la fuite en entendant frotter
un crayon sur une ardoise ou contre un mur ; l'approche seule du crayon près de la muraille le fait pâlir. En
outre, à plusieurs reprises, depuis une quinzaine d'années, il a éprouvé des périodes de dépression avec tendances au suicide et parfois aussi des phases d'excitation
avec idées de satisfaction, mais sans alternance régulière entre ces deux états. La complexité des troubles
cérébraux dénote une fois de plus combien est profon-
dément lésé le sol sur lequel se développent ces singulières anomalies. Dans les deux sexes, les phénomènes
sont les mêmes et se déroulent de la même manière.
Chez les deux filles dont parlent Westphal et Gock, on
voit l'inclination pour les filles se développer de très
bonne heure. Elles aiment également, dès les premières
années, les jeux des garçons, elles désirent s'habiller en
garçon, elles auraient voulu être homme. Les regards
de certaines filles les impressionnent vivement ; elles
leur font la cour, rougissent auprès d'elles, éprouvent
une vive passion et aussi un sentiment de jalousie si
l'amie choisie prête attention à une autre personne. Les
caresses provoquent chez elles une grande excitation

qui s'accompagne de spasmes, de sécrétion des parties génitales. Toutes deux ont des rêves voluptueux rappelant les jeunes filles aimées. Quand les désirs ne peuvent pas être satisfaits, quand il survient des résistances ou des obstacles, elles entrent dans de véritables accès de fureur, et toutes deux sont portées au suicide. Les hommes n'ont aucun attrait pour elles. Le niveau intellectuel était peu élevé chez les deux ; elles apprenaient difficilement à l'école, et plus tard elles étaient chargées d'emplois subalternes.

Ce qui domine dans tous ces faits, c'est l'idée obsédante de l'homme pour l'homme, de la femme pour la femme ; le point de départ est d'origine essentiellement cérébrale ; c'est en quelque sorte le cerveau d'une femme dans le corps d'un homme et le cerveau d'un homme dans le corps d'une femme. Mais la clinique nous ménage des anomalies encore plus étranges, puisque l'instinct sexuel peut prendre pour objectif, tantôt le *tablier blanc* devenu pour le patient une amante adorée, tantôt, comme dans une observation de M. Blanche, les clous de la semelle d'un soulier de femme, tantôt le bonnet de nuit coiffant la tête ridée d'une vieille. Qu'il nous suffise de donner un résumé de l'observation de ce dernier malade qui, désespéré, les larmes aux yeux, m'avait fait connaître les pénibles obsessions qui le subjuguent. Il appartient à une famille d'excentriques, et le père, entre autres bizarreries, s'essuie habituellement le visage avec une peau de lapin.

Grâce aux antécédents héréditaires, dès l'âge de 5 ans, il a été sous le coup d'une obsession qui ne l'a pas quitté. Il couchait à ce moment avec un parent âgé de 30 ans, et il éprouvait de l'excitation génitale et de l'érection dès que son compagnon de lit mettait le bonnet de nuit. Vers la même époque, ayant vu une vieille servante se déshabiller, il a ressenti la même excitation et l'érection quand celle-ci plaçait sa coiffe de nuit sur la tête. Plus tard, l'idée seule d'une tête de vieille femme ridée et laide, mais coiffée d'un bonnet de nuit, provoquait l'orgasme génital. Il n'a jamais recherché les rapports anormaux ; il affirme que les nudités de l'homme ou de la femme le laissent absolument froid. Jusqu'à trente-deux ans, époque de son mariage , il n'aurait pas eu de relations sexuelles ; il épouse une demoiselle de 24 ans, jolie et pour laquelle il éprouvait une vive affection. La première nuit des noces, il reste impuissant à côté de sa jeune femme ; le lendemain, la situation était la même lorsque, désespéré, il évoque l'image de la vieille femme ridée, couverte du bonnet de nuit ; le résultat ne se fait pas attendre, il peut immédiatement remplir ses devoirs conjugaux. Depuis cinq ans qu'il est marié, il en est réduit au même expédient, il reste impuissant jusqu'au moment où le souvenir rappelle l'image favorite. Il déplore cette singulière situation qui le force, dit-il, à *la profanation* de sa femme. Il éprouve, de temps à autre, des périodes de dépression avec des idées de suicide, et presque toujours des appréhensions, des craintes non motivées, telles que celles de l'effondrement d'un mur ou des maisons qu'il longe.

Dans les faits qui précèdent, l'idée obsédante provoque l'éréthisme génital ; il n'en est pas toujours ainsi, et une obsession peut aussi exercer un véritable pouvoir d'arrêt sur l'acte sexuel.

Tel est le cas d'un élève des Beaux-Arts, âgé de 21 ans, dont l'observation mérite de nous arrêter quelques instants. Comme tous les dégénérés affectés de *stigmates psychiques* (syndromes épisodiques de la folie héréditaire) (1), il puise dans l'hérédité sa disposition maladive ; sa mère est très nerveuse, le père méticuleux s'alarme parfois hors de propos, redoutant pour les siens des accidents que rien ne justifie. Le frère aîné est atteint d'un tic de la face, et le second, âgé de 24 ans, est convalescent aujourd'hui d'un accès de délire mélancolique pour lequel il a dû passer six mois dans une maison de santé. Quant à lui, de 12 à 14 ans, il se livre à l'onanisme, il devient triste, très impressionnable, recherche la solitude et éprouve une grande fatigue à coordonner ses idées et à poursuivre ses études.

Dans cet état de souffrance morale, il rêve une nuit qu'il est frappé de la foudre, il en est très préoccupé au réveil, et, à partir de ce moment, il se sent très effrayé à l'approche d'un

---

(1) Magnan. — *Les délirants chroniques et les dégénérés* (*Gaz. des Hôpit.*, nᵒˢ 22 et 26 avril 1884).

orage. Un soir, au moment de se mettre au lit, il déplace ses
pantoufles, c'est, dit-il, le premier acte insensé que j'ai commis, je croyais ainsi me préserver de la foudre. Comment cette
idée m'est-elle venue ? Je n'en sais rien. Toutefois, quand on
insiste, il raconte qu'il a été probablement poussé à l'idée de
ce contact par la lecture dans les Ecritures de miracles tels
que la résurrection des morts, la multiplication des pains par
l'apposition des mains du Christ. C'est dans ce même ordre
d'idées qu'il attribuait à certains mots une influence préser-
vatrice et pour conjurer un malheur, il prononçait les mots
tombeau, linceuil, bière, etc.

Bientôt lui vint à l'esprit l'idée de la fatalité du nombre 13
et, quelquefois avant de se coucher, il touchait 13 fois sa table
de nuit, ou 13 objets différents épars dans sa chambre. Peu à
peu il lui est arrivé de répéter plusieurs fois de suite ces 13
contacts et finalement il passait des nuits entières, harassé de
fatigue, à parcourir la chambre pour satisfaire ce besoin de
toucher les objets. Le nombre 13, à partir de ce moment, s'im-
pose à son esprit à l'égal d'un tic et intervient en dehors de sa
volonté. Il évite de mettre 13 mots dans une phrase et s'il en a
écrit 12, sans compléter le sens, il se hâte d'en ajouter au moins
deux pour dépasser 13, par crainte que le treizième ne soit
cause d'un malheur. Il en est de même pour le langage, il
compte de manière à éviter des phrases de 13 mots. Ce travail
ridicule devient fatigant et le détourne de toute occupation
sérieuse. Le passage suivant extrait d'une note qu'il m'avait
remise permet de suivre le singulier raisonnement qui l'a
poussé plus tard à adopter certaines formules en guise de
talisman protecteur. «Ne pouvant par le raisonnement vaincre
ces obsessions, je mis à profit, dit-il, le nombre 13 comme engin
de combat. Et, parlant en moi-même comme si le monde m'é-
tait soumis : Si je fais d'ici à demain un seul acte superstitieux, me dis-je un soir en moi-même, que toutes ces étoiles
que je vois, soient 13. Et, en même temps, je m'imaginais
au-dessus de ma tête, tous les astres changés en nombre 13,
composés d'une infinité de molécules, ayant pour essence le
nombre 13. Je ne comprenais pas bien ce que pouvait vouloir
dire une *étoile* 13, mais j'avais une telle horreur du nombre 13
que je ne fis pas d'actes absurdes jusqu'au lendemain. Le pro-
cédé ayant réussi, j'en usais tellement qu'il ne réussit plus à
la longue. J'en inventais un autre semblable et je dis en moi-
même : Que Dieu soit 13 si je fais un seul acte superstitieux
d'ici demain ! Imaginer Dieu 13 n'était pas plus absurde que
d'imaginer les étoiles du ciel ayant pour essence le nombre
13. Et puis, absurde ou non, je ne raisonnais plus. Cette idée

de Dieu m'effrayait et cela a suffi pour m'empêcher pendant quelque temps de me livrer à des actes ridicules. »

De temps à autre l'état du malade s'aggrave et il associe le nombre 13 à une foule d'autres mots auxquels il donne une signification et une valeur particulières, Erreur 13, Vérité 13, etc. Si, après avoir dit mentalement Erreur 13, il ne prononçait pas mentalement Vérité 13, tout ce qui l'entoure, croit-il, ne serait qu'un monde imaginaire et il prendrait pour vrai ce qui est faux. Il est ainsi parfois obligé de répéter la formule *Dieu 13*, non plus mentalement, mais réellement au fond du gosier ; il ferme la bouche, contracte les muscles du pharynx de manière à faire passer, dit-il, de bas en haut, à travers le crâne, la formule *Dieu 13* et il lui arrive de la répéter jusqu'à cent fois dans un quart d'heure. Ce qui est plus étrange, dit-il, dans cette manie, c'est que je ne crois guère à l'existence de Dieu et que je suis très sceptique en matières religieuses.

Quoi qu'il en soit, ces obsessions pèsent d'un grand poids sur son existence et interviennent dans la plupart des actes de sa vie. Au point de vue spécial qui nous occupe, ce psychopathe m'a appris que cet état mental lui interdit toute approche sexuelle. Dès qu'il se prépare à entrer en conversation intime avec sa maîtresse, la formule, *Dieu 13*, surgit dans son esprit et glace sa virilité. C'est là un résultat inverse, quoique le mécanisme soit le même, à ce que produit chez l'autre héréditaire l'idée de la tête de vieille coiffée du bonnet de nuit. Chez ce jeune homme, l'aggravation de ces phénomènes qui se produit de temps à autre, est suivie de découragement, de désespoir et aussi d'idées de suicide.

Il n'y a pas lieu en ce moment de discuter la valeur séméiologique de pareilles formules, de tics psychiques de ce genre, mais on ne doit pas ignorer que leur existence est la consécration de troubles intellectuels déjà profonds, et pour le dire en passant, les psycopathes qui les présentent ont cessé depuis longtemps, d'être des candidats à la folie, ils en ont franchi les frontières et occupent une place incontestable dans le domaine vésanique. Aussi, l'étude approfondie de ces faits est-elle d'une importance capitale pour la médecine légale.

Il existe enfin un quatrième groupe.

Cérébraux antérieurs ou *psychiques.* — Dans ce

groupe, on ne connait plus les instincts inférieurs, on devient même indifférent à l'instinct de la génération ; la moelle, le cerveau postérieur restent silencieux ; on est installé en pleine région frontale, dans le domaine de l'idéation. C'est l'amour sans désirs vénériens, en dehors de toute préoccupation charnelle. Ce sont des platoniques, des extatiques, des érotomanes, en donnant à ce mot la signification précise que lui avait assignée Esquirol. Les observations de ce genre ne sont pas rares, mais il suffira de rappeler trois cas parmi ceux que j'ai eu l'occasion d'examiner.

Mlle C..., âgée aujourd'hui de 47 ans, d'une intelligence au-dessous de la moyenne, fille d'une mère névropathe, est fiancée à 24 ans à un jeune homme qu'elle refuse. Mlle C... n'avait paru nullement préoccupée de cet événement ; elle avait, d'ailleurs, peu de goût pour le mariage et elle avait depuis répondu négativement à plusieurs demandes.

A 30 ans, elle devient triste, silencieuse, recherche la solitude, se reproche d'avoir repoussé son fiancé et elle s'imagine que Léon, c'est le nom de celui-ci, a été tellement affecté de ne pouvoir l'épouser, qu'il a fini par attenter à ses jours. Obsédée de cette pensée, elle ne tarde pas à entendre des voix qui lui parlent de Léon, qui lui reprochent sa dureté pour lui. Malgré les assurances formelles de la famille, lui apprenant que Léon est consolé, qu'il ne pense plus à elle, qu'il est marié et qu'il habite un pays éloigné, elle se récrie, prétend le contraire, gémit sur le sort de cet infortuné dont elle n'avait pas autrefois apprécié le bon cœur, mais qu'elle aime aujourd'hui de toute son âme et qu'elle a rendu, dit-elle, le plus malheureux des hommes. Elle n'aura de repos, ajoute-t-elle, que lorsqu'elle l'aura vu pour lui adresser des excuses et obtenir son pardon. Nuit et jour elle pense à lui, elle l'appelle, fatigue les voisins de ses interrogations : « où est Léon ? » Elle reste des heures entières à la croisée pour voir passer son fiancé, elle descend parfois dans la rue dès trois heures du matin et attend sur le trottoir son arrivée. Dès qu'elle aperçoit une voiture, elle accourt, invite le cocher à s'arrêter, ouvre la portière, examine les voyageurs et, après s'être assuré de son erreur, elle s'excuse pleine de confusion et prie de continuer la route. Quelquefois encore, elle s'élance à la suite d'un promeneur, le dépasse, le regarde attentivement et ne revient sur ses pas qu'après s'être convaincue que ce n'est pas Léon. Ces démarches lui ont valu de nombreuses mystifications, mais elle n'en continue pas moins ses recherches. Quand les parents s'opposent à ses extravagances, elle s'irrite, parle de suicide et se livre parfois à des actes de violence. C'est à la suite d'une scène dans laquelle elle avait brisé les vitres de la fenêtre, d'où on l'engageait à se retirer, qu'elle est entrée à Sainte-Anne.

Une fois à l'asile, le calme revient promptement; elle sait, dit-elle, que Léon ne peut pas y venir, et, au bout de quelques jours, elle va travailler à la lingerie et vit tranquillement dans la contemplation de son fiancé. Après plusieurs sorties provisoires, d'abord de quelques heures, puis de journées entières, pendant lesquelles elle parvient à maîtriser son ardeur des recherches, elle obtient son *exeat*. Les premières semaines se passent sans incidents, mais peu à peu elle recommence son manège et ses parents sont forcés de la ramener à l'asile, où elle est entrée neuf fois de 1872 à 1881.

La tenue de cette malade a toujours été très convenable; dans son désir impérieux de voir le fiancé, il n'y a jamais eu que des sentiments platoniques; elle n'a jamais eu l'idée de relations intimes avec lui ni avec d'autres. Elle ne s'est jamais livrée à l'onanisme, et pendant les phases d'excitation, on n'a jamais remarqué ni de gestes ni de paroles obscènes, ni de propension à la nymphomanie. Elle est restée constamment érotomane dans un état d'exaltation amoureuse très chaste.

Dans la seconde observation, il s'agit de M. M..., tailleur, âgé de 32 ans, éperdûment amoureux de Mlle Van Zandt de l'opéra-comique. Le père de ce malade, très bizarre, a toujours cherché fortune par l'extraction à l'aide des procédés les plus primitifs, du métal précieux contenu dans de vieux objets dorés qu'il achetait chez des marchands de bric-à-brac. A la suite de la perte d'un enfant hydrocéphale de 16 mois, mort dans les convulsions, il a quitté sa femme, l'accusant d'avoir laissé mourir l'enfant faute de soins. M. M..., laborieux, rangé, s'était fait remarquer lui-même par quelques singularités; il était vaniteux, avait une haute opinion de son intelligence et parlait à ses parents, à ses amis, d'un ton de supériorité que rien ne justifiait. Il s'occupait d'inventions, de direction de ballons, du vol des oiseaux, sans toutefois abandonner son travail.

Dans le courant de septembre, sa femme part pour le Midi

avec la fille qui avait été malade. Resté seul, il va pour se distraire quelquefois au théâtre. A une représentation de *Lakmé*, à l'Opéra-Comique, il lui semble, placé au parterre, qu'il est l'objet de l'attention de Mlle Van Zandt; la cantatrice porte sans cesse les regards dans sa direction. Très ému, il rentre chez lui et ne dort pas ; il a garde de manquer les représentations suivantes ; il s'installe à la même place et se croit remarqué par la jeune actrice. Celle-ci, dit-il, le regarde en plaçant la main sur le cœur, puis elle sourit, et, le regardant toujours, elle porte la main à la bouche ; de son côté, il lui envoie un baiser et elle continue à sourire. Elle part pour Hambourg, il l'apprend par les journaux et explique ce départ par le désir de l'attirer auprès d'elle à Hambourg ; mais il résiste, dit-il, et ne fait pas le voyage.

Elle revient et son attitude au théâtre ne varie pas. Elle part pour Nice ; cette fois, il n'y avait plus à douter ; il se décide à la rejoindre. Dès son arrivée, il se présente chez l'actrice, il trouve la mère qui répond que sa fille ne reçoit personne; tout confus, il hésite, il se trouble et se retire balbutiant des excuses. Au bout de huit jours, il revient à Paris, très attristé, craignant d'avoir compromis sa bien-aimée. Celle-ci rentre à Paris plus tôt que ne l'avaient annoncé les affiches. Ce retour prématuré ne peut avoir d'autre cause que le désir de le revoir. C'est ainsi que M. M... interprète tous les actes de la cantatrice.

Il renouvelle ses visites à l'Opéra-Comique et il est de plus en plus convaincu de l'amour de Mlle Van Zandt. Il voit dans un étalage des boulevards une photographie dans laquelle l'actrice, dans son rôle de Mignon, est représentée en pleurs. Pourquoi pleurer ? si ce n'est pour lui. Il l'attend à la sortie du théâtre, ou bien encore il va se poster à côté de sa demeure pour la voir quand elle rentrera chez elle, pour apercevoir aussi son ombre sur les rideaux quand elle sera dans son appartement.

Au mois de mai, sa femme revient à Paris, il s'empresse de lui raconter ce qui se passe, son ardent amour pour Mlle Van Zandt : « je sais que j'ai tort, dit-il, mais c'est plus fort que moi ; du reste, il me suffit de la voir. » Ces révélations sont suivies de brouilles et de scènes de ménage, il ne se décourage pas et continue ses visites à l'Opéra-Comique. Il manque deux représentations et, à la troisième, apprenant par l'affiche que Mlle Van Zandt, indisposée, ne jouera pas, il se croit la cause de cette indisposition ; elle ne l'a pas vu, elle ne peut pas continuer. Le lendemain, il va au théâtre : elle joue plus séduisante, plus aimante que jamais, dit-il ; c'est donc visible, elle a besoin de moi. La pièce finie, il court à la porte de l'actrice. Dès que la voiture arrive, il s'approche voulant remettre une lettre ; un sergent de ville intervient et l'arrête. Chez le commissaire de police on trouve un révolver sur lui et il raconte, avec toutes les apparences de la sincérité, que, désireux de voir Mlle Van Zandt à la sortie du théâtre, il s'attarde dans les rues et a besoin d'une arme pour se protéger contre des attaques nocturnes; il repousse, avec indignation, le soupçon d'une tentative d'assassinat. Il raconte dans les moindres détails, tout ce qui s'est passé, et conclut à la vive affection de Mlle Van Zandt pour lui. Il est conduit à Sainte-Anne dès le lendemain.

Pendant les huit mois d'absence de sa femme, sa conduite a été des plus régulières; son amour pour Mlle Van Zandt est trop pur pour qu'il songe jamais à abuser des sentiments si vifs qu'il a inspirés. Maintenant, s'il désire la voir et lui parler, c'est pour s'expliquer, pour dire à Mlle Van Zandt qu'il l'aime toujours, mais qu'il l'engage à l'oublier, car il n'est qu'un pauvre ouvrier. Il n'a jamais eu d'idées charnelles à son endroit; il avait lu, dit-il, Paul et Virginie, et cet amour chaste et élevé avait pour lui le plus grand charme.

Le troisième érotomane est un jeune élève des Beaux-Arts, dont le casier héréditaire mérite de fixer quelques instants l'attention : la bisaïeule maternelle s'est noyée pendant un accès de mélancolie ; l'aïeule maternelle est mélancolique et présente des phases irrégulières d'excitation; la mère est nerveuse et très méticuleuse. Le père, toujours irritable, est vaniteux et a failli compromettre sa fortune par des acquisitions inutiles et imprudentes. Une sœur du malade présente des tics de la face. Une deuxième sœur est parfois en proie à des scrupules, des craintes, des obsessions, qui constituent tout autant de syndromes épisodiques de la folie héréditaire. Dès son enfance, elle craignait les voleurs, et descendait plusieurs fois, même dans la journée, s'assurer que la porte était close. En chemin de fer, elle était sans cesse inquiète, redoutant un déraillement ; en bateau, au contraire, elle affrontait sans nulle hésitation, les plus gros temps. Au couvent, elle était constamment soucieuse, se figurait ne pas avoir mérité les places que lui valaient ses compositions. Un jour, elle se lamente et se reproche de n'avoir pas tué une mouche qui pouvait être venimeuse et infecter une de ses camarades. Une autre fois, pendant un voyage, elle détache par mégarde dans un wagon, un bouton de coussin; elle a causé ainsi un dommage à la Compagnie du chemin de fer et redoute de communier avant d'avoir envoyé une indemnité. Enfin, elle n'ose uriner dans le

vase de sa chambre par respect pour un crucifix et une sta-
tuette de la Vierge placés à côté du lit ; elle va chaque fois
dans la pièce voisine. Elle se livre encore à des lavages fré-
quents par crainte du poison ou du contact d'objets nuisibles
à elle-même ou à d'autres. Elle hésite à déposer des livres de
prières sur une table qu'elle n'a pas essuyée préalablement avec
du linge très propre. Dans le monde, elle se tient très conve-
nablement et rien ne trahit au dehors les troubles auxquels
elle est en proie.

Telle est la famille psychopathique à laquelle appartient le
malade dont nous allons nous occuper. De très bonne heure,
il se montre bizarre, superstitieux ; redoute le nombre 13,
n'ose entreprendre aucun voyage, aucun travail le 13, évite ce
nombre en toutes circonstances.

Il se livre parfois à des actes étranges dont il n'a jamais voulu
donner l'explication, mais dont la cause probable est une idée
superstitieuse. Ainsi à table, après avoir découpé la viande et
avant de commencer à la manger, il dépose un petit fragment
dans l'assiette du voisin ; il fait la même chose pour les autres
aliments et s'excuse de ne pouvoir agir autrement, c'est une
obsession plus forte que sa volonté. Quelquefois, il pousse
subitement un cri, sans motifs apparents, et à celui qui insiste
pour en demander la raison, il répond avec indifférence, et
comme pour dépister l'observateur importun « J'avais une
douleur de côté. »

Au commencement de 1879, il devient soucieux, passe de
longues heures la nuit à sa fenêtre ; interrogé, il lui faut, dit-
il, un idéal, il en a besoin ; son idéal c'est Myrtho qui s'est
retirée dans une étoile. Il contemple tous les soirs cette étoile,
vient la voir avant de se coucher, lui rend hommage, brûle
pour elle des essences et de l'encens, il lui adresse des vers. On
a parfois essayé de détourner son attention, de l'accompagner
dans sa chambre, de fermer les fenêtres, de l'empêcher de regarder au ciel ; mais c'est peine inutile, dès qu'il est seul, il se
relève et ne s'endort qu'après avoir jeté un dernier regard vers
Myrtho. Il croit, dit-il, à la métempsychose.

Il a des périodes d'affaissement et de tristesse, dans lesquelles il est découragé, ne se trouve plus capable de travailler ;
il a du dégout de la vie et se sent poussé au suicide ; le vide
m'attire, dit-il, je voudrais me jeter par la fenêtre.

Appelé sous les drapeaux pour le volontariat, la vie régulière, les exercices physiques ont favorablement modifié l'état
mental de même que la santé générale. De retour à Paris, au
commencement de 1880, M. X... reprend ses études ; il se montre gai, expansif et parfois, contrairement à ses habitudes, il

se livre sans mesure aux plaisirs les plus bruyants. Cette exaltation et les excès qu'elle provoque, sont suivis d'une nouvelle phase de dépression avec des préoccupations hypochondriaques, les craintes d'une maladie de la moelle, d'une spermatorrhée. Un peu plus tard se montrent quelques idées ambitieuses, il laisse pousser la chevelure et la barbe, c'est un vœu, dit-il, de ne couper les cheveux et la barbe qu'après avoir fait un chef-d'œuvre : « tant que ma pensée restera voilée, reste voilé mon front ! » Parti dans sa famille pendant les vacances, il s'est décidé à faire couper les cheveux et il ne paraît pas avoir commis d'actes trop extravagants.

Cette étude d'ensemble nous a fait connaître une des formes les plus intéressantes sous lesquelles peut se manifester la folie héréditaire. Chez la plupart des sujets dont nous avons eu à nous occuper, avec les anomalies sexuelles, nous avons observé d'autres syndromes épisodiques : des obsessions, des impulsions et des délires variés à début rapide et à évolution irrégulière. Ces délires se distinguent nettement du délire chronique à marche méthodique, régulière, progressive, aboutissant à une systématisation de plus en plus étroite et à la démence.

Les troubles intellectuels de ces dégénérés exercent une action tellement obsédante, qu'ils annihilent la volonté et déterminent des actes que celle-ci est impuissante à réprimer. C'est là, au point de vue médico-légal, une des conditions les plus importantes à relever. C'est d'autant plus nécessaire, que malgré leurs apparences raisonnables, ces malades, à la merci de leurs élans impulsifs, ne sauraient être considérés comme responsables. Ce ne sont donc pas de simples originaux, mais bien des psychopathes, de vrais aliénés qui, sous tous les rapports, réclament l'assistance et l'attention du médecin.

PARIS. — IMP. V. GOUPY & JOURDAN, RUE DE RENNES, 71.